DES

Tempéraments

ET LEUR PRATIQUE

PARIS

CADET, LIBRAIRE-ÉDITEUR

POLTI ET GARY

La Théorie

DES

Tempéraments

ET LEUR PRATIQUE

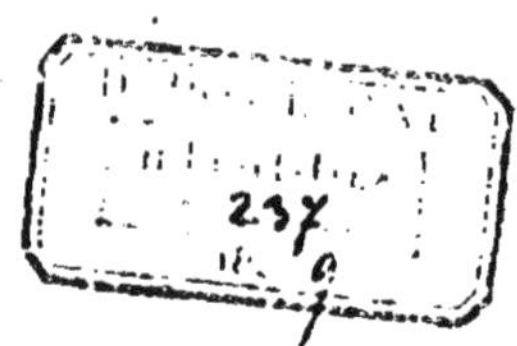

PARIS

GEORGES CARRÉ, LIBRAIRE-ÉDITEUR

58, rue Saint-André-des-Arts, 58

1889

LA THÉORIE DES TEMPÉRAMENTS

ET LEUR PRATIQ..

A LEURS AMIS

Sur leur demande, deux amis donnent ce résumé d'une œuvre commune, d'une œuvre patiente et très sincère.

.

Depuis cinq années, cette méthode est parmi nous d'un usage constant; la simple énumération de quelques lettres dans un ordre particulier nous est un signalement physique bien plus clair que ceux dont on se sert habituellement, et de plus un signalement moral très précis. L'expérience et le temps n'ont fait que consolider cette théorie et rendre sa pratique plus étendue. C'est que si, partis d'observations consciencieuses, nous avons été pris du grand désir de tenir de l'absolu, nous n'avons pourtant rien précipité : nous avons cherché, essayé, rejeté bien des fois, recommencé avec bonne volonté ; et ce n'a été que d'une manière presque insensible que, devant nos yeux, les ressemblances humaines se sont réduites à des éléments abstraits, aux principes mathématiques des formes ; que les combinaisons en se déduisant logiquement ont reproduit les fidèles images des phénomènes simplement observés d'abord, et que nous avons descendu. guidés par des lois simplifiées et rigoureuses, les degrés de la déduction ici offerte.

Nous croyons qu'il n'est pas inconvenant d'attirer aujourd'hui sur ce résultat l'attention d'un public plus vaste, car nous prétendons que ceci est nouveau, nous sommes convaincus que ceci est du vrai ; votre exemple nous a appris que quiconque regardera ceci d'un regard sympathique en recevra pour récompense une vue plus claire, plus aiguë des hommes dans leur présent, dans ce qu'ils cachaient d'eux, et même, assez loin, dans ce qu'ils en ignorent et dans leur avenir.

Maintenant le lecteur, pour en retirer même profit, aura-t-il même vouloir ? Pour la plupart des cas, c'est peu probable... Ce livre n'a pas la forme ordinaire des ouvrages de la philosophie contemporaine ; ce livre n'a pas non plus l'appareil scientifique ordinaire, bien qu'il ait, à ce qu'il nous semble, une rare rigueur; ce livre est encore moins une production mondaine... Tous ces défauts, et les autres, sautent aux yeux. Après y avoir mûrement réfléchi, nous n'avons trouvé, comme ressource, que d'en ajouter un suprême: la brièveté.

Ce livre, essai de synthèse des sciences d'observation qui sont tournées vers l'homme, n'ayant aucun public de spécialités en qui il pût compter, nous parut devoir être présenté sous la forme du *résumé*; de la sorte, n'admettant l'examen que de ces esprits spéciaux qui ne sont d'aucun public, nous pouvons espérer deux œuvres non pas de passivité collective, mais d'activité individuelle, et leur voir tirer de ces feuilles ce que nous y avions mis.

CHAPITRE I

CLASSIFICATION HUMAINE

Une classification humaine est-elle utile ? — Au moins autant que toute autre classification, et l'on sait l'importance de la classification dans une science.

Le naturaliste qui ne peut subdiviser au-dessous de la *tribu* et à qui manque un lien pour rattacher rigoureusement les lois de l'hérédité à celles de l'évolution générale ; — le médecin physiologiste que. déroute à chaque instant l'individualité dans la pratique ; — le philosophe à qui manque totalement la psychologie comparée et qui cherche encore un terrain fécond à l'étude de l'esprit, bornée jusqu'ici à des considérations, qui, en dehors de la loi d'associations, ne sont guère qu'un prolongement de la logique, et à des observations purement physiologiques ; — l'artiste amoureux de connaître, grouper et combiner à son gré les lignes, les couleurs, les intonations humaines, les sentiments et les générations de pensées, les éléments de l'invention ; — le prêtre qui se demande par quel don les grands saints, grands écrivains, ont su, sains et purs, connaître, analyser et désorganiser, les péchés ; — l'homme politique qui s'efforce de voir dans le présent ainsi que l'historien dans le passé, et de pouvoir rapidement classer les êtres qui l'approchent ; — quiconque veut au juste savoir sur quels fonds il dirige sa barque ; — quiconque tout simplement, souhaiterait de n'avoir pas traversé en aveugle l'humanité, comprend l'utilité d'une classification humaine, et en saurait tirer un parti.

Est-elle possible ? — Pour ceux, tout d'abord, qui doutent de la possibilité d'une science physiognomonique, je ne m'amuserai pas à les prendre en flagrant délit de contradiction lorsqu'ils disent d'un inconnu : *Il a l'air* sournois, ou « bien bon enfant »... Il n'y a pas d'homme qui ne se serve d'une physiognomonie à lui, mais hasardeuse, empirique et d'ailleurs d'autant plus tranchée en ses jugements ; peu de choses mêmes sont plus joyeuses à l'observateur qui commence à être quelque peu exercé, que de lire chez autrui ceux de ces jugements qui le concernent. Chacun regarde son interlocuteur. Pourquoi ? Chacun désire voir, entendre, — ne serait-ce qu'une minute et en causant de la pluie et du beau temps, — l'homme à qui il doit avoir affaire. Pourquoi ?

Je ne renverrai pas nos sceptiques aux excellentes raisons de Lavater, cet auteur est beaucoup plus long à comprendre qu'on ne s'imagine ; il faut auparavant presque savoir par cœur ses ouvrages. C'est de mauvaise foi ou à tort qu'on veut en faire des extraits et tirer des préceptes indépendants du tout ; la *Physiognomonie*, comme les autres écrits de Lavater, est d'un caractère *suggestif* et n'a de sens que par son ensemble. Elle est composée d'observations particulières et ne manque justement que d'un centre, d'une méthode générale, d'une classification, comme nous en cherchons une.

Notons encore l'esprit moraliste de cet ouvrage, qui se trouvait déjà dans les productions du moyen âge et de l'époque chrétienne de l'Europe. Les continuateurs et les imitateurs de Lavater ont commis la même faute; dès les premières observations on les voit qui veulent juger, favorablement ou défavorablement, chaque physionomie.

Ce n'aura pas été un mince honneur au déterminisme en philosophie et au *naturalisme* en art que d'avoir commencé la cure de cette manie puérile. *Nolite judicare*, est-il pourtant écrit.

Qu'on ne se hâte donc pas de demander, dès les premières lignes de nos classifications, quelle classe est celle des honnêtes gens, quelle est celle des pickpockets. Ce n'est qu'en arrivant aux derniers résultats que nous pourrons dire, de chaque tempérament, les instincts qui dominent en lui et se développeront, indifféremment en bien ou en mal, selon les circonstances et le milieu.

Notre œuvre est de classer les hommes intérieurement aux classifications des naturalistes et de rattacher par là les grandes lois naturelles aux phénomènes plus restreints et spéciaux de chaque individualité.

Or, cette classification est-elle possible? — Oui, dirons-nous, puisqu'il existe entre les hommes des *différences* pour les distinguer et des *ressemblances* pour les grouper.

EXAMEN DES DIVERSES CLASSIFICATIONS

1° *Système Hippocratique.* — C'est celui dont se servent encore, sans trop y attacher d'importance, les physiologistes soucieux non seulement des lois générales et des cas accidentels, mais un peu des complexions individuelles ; c'est le même système qu'on retrouve, chez Lavater et d'autres, à quelques modifications près, qui concernent le nombre des tempéraments et les répartitions des signes entre eux. Mais à tout ce qui se rattache à ce système, même critique peut être faite, qui l'empêche d'être la classification que nous cherchons ici, c'est-à-dire une classification qui réunira autour d'elle les observations de tous genres concernant l'homme : le système hippocratique n'a pas de caractéristique immuable et *centrale.* Par une maladie, en effet, le tempérament, médical *change* ; or, l'homme *reste presque tout entier.* Ce qu'il faudra donc à notre méthode, c'est quelque chose de plus stable que les tempéraments hippocratiques. Or, qu'est-ce qui change ? Ce sont les couleurs (sang, pigment, etc.), les chairs. Et c'est sur ce fond mouvant que se tient le diagnostic des médecins.

Au contraire, qu'est-ce qui reste de manière à ce qu'on reconnaisse l'individu après un long intervalle de temps, ou du moins qu'est-ce qui évolue de façon, si certaine qu'on puisse prévoir dans l'enfant l'homme qu'il sera ? C'est la forme des parties solides, ou plutôt même *son germe.* Cela se cache derrière des apparences : port de barbe pour les sots, couleurs pour les médecins, forme superficielle pour les débutants, etc.

2° *Planétisme*. — Il y aurait justice à réhabiliter cette vieille théorie contre le peu d'attention de Lavater et les moqueries des autres. En effet, laissant de côté la partie métaphysique, il y avait des lois très remarquables dans les sympathies et antipathies des divers astres; malheureusement tout cela n'apparaît que bien défiguré dans les traités. Nous avons sans doute ici des *types* plus durables que le flegmatique, le colérique, etc. Cependant eux aussi sont sujets à des changements déconcertants : la vie des philosophes et des saints abondent en vénériens subitement transformés en saturniens. De plus, les sept types offerts par le planétisme sont tout au plus susceptibles d'être *mélangés*, mais ne le sont point d'être *combinés*, de manière à produire des individualités sans nombre et chacune douée de caractères et d'un aspect déterminables à priori. C'est cette raideur des tempéraments, tant planétaires que médicaux, qui rend d'abord difficiles à saisir les lois de l'hérédité si habilement dégagées par Prosper Lucas.

Enfin le planétisme ne repose pas plus que la méthode précédente, sur des signes certains, rigoureux, géométriques, et, comme elle, nécessite beaucoup d'expérience, ou, pour mieux dire, une interprétation toute personnelle et absolument empirique.

3° *Animalisme, etc.* — L'animalisme qui cherche dans les hommes leurs ressemblances aux diverses espèces et races animales, l'animalisme auquel Aristote s'applique et vers lequel revient l'attention des plus modernes chercheurs en physiognomonie reçoit de la grande hypothèse darwinienne une profondeur de signification qui s'étendra bientôt à la fable, puis à tout le symbolisme; les animaux d'Esope feront comprendre les monstres orientaux d'une manière que le seul Gœthe (parti d'ailleurs de son épopée du *Renard*) semble avoir pressentie dans le *Faust*; et, comme l'antiquité, il se peut que nous arrivions de la fable à la Fable, en passant par les animaux-dieux d'Egypte, aux Olympiens d'Homère, à l'anthropomorphisme. Nous avons, quant à nous, étudié ces théories aussi et nous avons essayé, comme on le verra dans nos analogies, d'élargir l'*animalisme* à un *naturalisme*, jusqu'à donner en quelque sorte le rythme des évolutions dont le complémentarisme devient la raison, l'origine et le but.

On peut rattacher à l'*animalisme* toutes sortes d'autres systèmes encore très incertains et tout aussi dépourvus de classification pratique, mais qui tous ont leur empreinte sur l'œuvre présente. Parmi ces systèmes, notons la divination des sentiments d'autrui par la *copie des traits* qu'en essayait sur son visage Edgard Poe : procédé évidemment très arbitraire, très personnel, mais qui n'en est pas moins le rudiment de toute étude psychologique; c'est par une espèce d'imitation imaginative surmontée d'une observation calme que nous comprenons les autres, car c'est d'après nous-mêmes que nous les devinons, comme c'est d'après autrui que nous pouvons ensuite nous juger.

En résumé, ces diverses méthodes ne nous satisfai-

sant pas, nous sommes amenés à conclure que les
éléments que nous allons employer devront être premiers, abstraits, mathématiques, d'une fécondité infi-
nie de combinaisons ; notre système devra être comme
une *cristallographie* des proportions humaines : il
faudra que nous puissions obtenir dans chaque être,
dans chaque fragment de cet être, le plan de cristallisation sur lequel il est tout entier construit ; et il
faudra que ce plan de cristallisation trouve sa place,
réservée d'avance parmi les combinaisons des éléments simples dont il est composé, — ainsi qu'un
produit chimique a d'avance sa place toute prête dans
la classification des chimistes.

CHAPITRE II

Pour procéder dans cet essai de synthèse de toutes les sciences d'observations qui concernent l'homme, nous pourrions partir de la première venue. Notre choix sera simplement déterminé par la commodité : des hommes, ce qui se présente le plus souvent à nous étant leur corps, nous commencerons par la physiognomonie.

Dans ce composé de relations qui s'appelle le corps humain, la tête seule suffirait à faire connaître le reste ; mais ce qui nous la fait d'abord choisir, c'est qu'elle est, en outre, la partie la plus visible de l'homme contemporain et la plus complexe, — en un mot la plus physiognomonique.

Ici, comme ailleurs, ce qu'il y a de plus *immuable*, ce sont les parties dures : le crâne avec le front, le nez, le menton sont remarquables à ce point de vue, comme les moins riches en chair. Mais le crâne a les cheveux et souvent la coiffure ; le menton, chez les hommes, a la barbe. Pour ces raisons, le nez, ce « cap du visage », serait donc le premier point où viendraient aboutir nos observations, quand bien même nous ne saurions pas qu'il réunit en lui le crâne et la mâchoire, le couvercle et la boîte, les poussées du haut et celles du bas, et que ses formes sont en relations fixes avec celles de la poitrine, c'est-à-dire avec la partie du corps dont la forme est précisément la plus dénaturée par le costume.

Considérerons-nous le nez de face ou de profil? De face, nous aurions la largeur, c'est-à-dire surtout les chairs; tandis que de profil s'indique la saillie, la forme.

.·.

En thèse générale, on peut dire que les courbes dont l'homme est composé sont rentrantes ou sortantes .

Appliquez ce principe au nez, vous avez les nez retroussés et les nez aquilins, entre lesquels se placera que vous le considériez comme une moyenne ou comme un total, le nez droit du type grec, juste équilibre ou plénitude parfaite.

Mais cette convexité, cette concavité peuvent se produire dans le haut ou dans le bas du nez; c'est-à-dire, au point de vue anatomique, que c'est l'os, ou que c'est le cartilage qui lui fait suite, qui se relèvent en l'air ou s'inclinent vers le bas de la figure.

Voilà tout simplement d'où nous partirons.

.·.

Il faut pour distinguer les quatre tendances que nous déterminons, pour le moment, dans les formes du nez, un nom, un signe quelconque à chacune. — Qu'on me permette ici une parenthèse :

Nous avons débuté, comme je l'ai dit, par des observations très désintéressées ; puis, pour nous y reconnaître, nous avons essayé toutes sortes de systèmes. Celui qui nous a servi le plus, c'est celui des tempéraments hippocratiques. J'ai expliqué en quoi, même dans ses transformations les plus récentes, il ne pouvait remplir les conditions exigées de la classification qu'il nous fallait. Néanmoins, nous n'avons longtemps fait qu'essayer de le perfectionner et de le préciser. A la fin, nous avons dû comprendre qu'il y avait différence absolue entre les *éléments* fixes, tels que nous les avions recherchés et dégagés partout, et les *tempéraments* médicaux. Nous avons conservé ce mot *tempérament* pour exprimer la proportion particulière (*temperamentum*) où se trouvent nos quatre éléments, *dont nous admettons la coéxistence dans chaque individu :* il est en effet aisé de concevoir qu'admettre un seul des éléments tels qu'ils sont par exemple indiqués plus haut pour les formes du nez, ce serait supposer le nez ramené jusque contre le front, ou renfoncé dans l'intérieur du visage, ou lui attribuer des directions plus impossibles encore ; n'admettre que deux ou que trois des éléments donnerait des combinaisons presque aussi monstrueuses.

Cependant ces quatre tendances se trouvaient particulariser à peu près les quatre tempéraments médicaux, tels que nous étions arrivés à les transformer pour notre usage particulier...., mais non pas, tant s'en fallait-il, tels qu'ils sont usités.

Que faire ? Inventer des mots nouveaux, forcément bizarres, longs et d'un emploi, par conséquent, difficile pour des formules? ou nous servir de signes cabalistiques, lesquels eussent donné à notre théorie un caractère étrange? ou bien employer des lettres algébriques quelconques? Ce dernier parti aurait apporté quelque sécheresse à la forme de ce résumé; de plus, certains caractères des vieux tempéraments étant restés dans la présente méthode, il ne nous parut pas utile d'effacer la trace du chemin suivi.

Pour parer au seul danger que puisse offrir ce choix, nous n'avons qu'à établir, une fois pour toutes, que si les lettres par nous employées évoquent le souvenir des tempéraments médicaux, ON NE DOIT CEPENDANT INSCRIRE SOUS CES INITIALES DEVENUES DES SIGNES ALGÉBRIQUES, QUE LES SEULS CARACTÈRES QUE NOUS Y RATTACHERONS, UN A UN, DANS LA SUITE.

Ceci établi, nous appelons, pour le nez: signe de l'élément L, toute concavité dans la partie supérieure, et, par conséquent, toute tendance que le nez aura à se relever dès la racine; signe de l'élément N, toute convexité supérieure, et, par conséquent, toute tendance à s'abaisser aussitôt après la racine; signe de l'élément B, toute convexité inférieure, et par conséquent, toute tendance à s'abaisser à partir du milieu (c'est-à-dire du commencement du cartilage); signe de l'élément S, toute concavité inférieure, et, par conséquent, toute tendance à se relever du bas ou du bout.

On voit donc que plus d'un S (ex-Sanguin) peut être anémique, lymphatique, lymphatisé, chlorotique; plus d'un L (ex-Lymphatique) apoplectique, par combinaison; plus d'un N (ex-Nerveux) parfaitement

calme dans ses allures, comme plus d'un B (ex-Bilieux)
du présent système aussi peu *b.lieux*, dans le sens
vulgaire, que possible.

**

Si nous prenons le reste du profil, nous pourrons
dans ses diverses zones, faire des observations semblables à celles qui concernent le nez.

A l'arrière du crâne, à l'avant du crâne, dans le
bas de la figure, nous constaterons les correspon-
dances suivantes : à la dépression L, du nez, une
dépression pareille dans le haut de la zone ; à la saillie
N, une saillie de même sorte, également un peu plus
bas ; à la saillie inférieure B, une saillie proportion-
nelle dans la moitié inférieure de la zone ; et enfin à
la dépression S, une dépression toute pareille rele-
vant le bas comme pour le nez.

Il nous sera donc assez facile, avec les proportions
d'un des quarts du profil, d'établir le reste ; nous ver-
rons même plus loin qu'une simple formule suffit
pour faire retracer la silhouette : une silhouette *naturelle*, cela va de soi, et qui n'a pas à tenir compte des
altérations apportées à la forme par des accidents, etc.
Mieux même, cette formule nous servira à retrouver
la proportion où se trouvent mélangés les signes
que nous allons donner de ces quatre éléments dans
les diverses manifestations de la personnalité.

**

L'Élément L, largeur des mâchoires, remarquable
de face ; largeur, par conséquent, du bassin et des

membres dans leur partie supérieure. L'anatomie comparée a déjà expliqué par leur origines analogues des rapports qui unissent les parties suivantes du corps (suivre la ligne horizontale).

Ventre, bras, cuisse, partie perpendiculaire de la mâchoire inférieure.

Poitrine, avant-bras, jambe, partie horizontale.

Tête, main, pied, dents.

Auxquelles la physiognomonie de Lavater, et quelques récents chercheurs (Papus, etc.), permettent de rattacher encore les analogies suivantes :

Mâchoire.	Poignet.	Cheville.	Phalanges.
Nez.	Paume.	Plante du pied.	Phalangettes.
Front.	Doigts.	Orteils.	Phalangine.

Puis le haut, le milieu et l'extrémité de chacune de ces parties, de chaque os, etc. Nous avons là, à défaut de relations rigoureusement chiffrées, des rapports très remarquables et très utiles pour le physionomiste et pour l'artiste.

L'importance de l'élément L s'accuse dans le corps par une *blancheur éblouissante de neige*, par un contact *froid et mou*. Parmi les sens, le *goût* lui doit son développement.

Dans le geste, il donne la *lenteur*. La diction en reçoit cette même lenteur, et tout ce qu'elle a de *long*, de *traînant*, de *coulant*, de *descendant*; le ton lui doit ce récitatif *intéressant*, qui chante un peu, ce narratif qui tire en longueur avec une espèce de complaisance languissante; les mots s'achèvent dans un soupir; l'intonation devient celles du rêve...

En graphologie, plus cet élément domine, plus vous

rencontrez de ces *lettres molles*, négligemment tracées, paresseuses, plus larges que hautes, car l'écriture n'est que la révélation automatique du geste.

Dans le style (« le style est l'homme même »), à l'élément L, et à tout ce qui le produit sont dues les *périodes surchargées;* à lui, les *descriptions*. — Sa tendance littéraire est éminemment *didactique*. D'autant plus que, parmi les facultés intellectuelles, c'est lui qui donne la *mémoire*, la *patience*, le *naturel*, le *sang-froid*. Son vice de raisonnement est le goût des *documents inutiles*, des *circonstances oiseuses*. Sa maladie morale, l'*imbécillité*. Ses maladies physiques seront celles des tissus, les *rhumes*, etc.

Son influence sur l'Esprit est de faire *douter brumeusement, étudier;* calme, lent, profond, l'homme chez qui il a grande importance a des chances de trouver le *vrai* et, à la longue, de *persuader*.

L'Opinion politique est d'une indifférence utilitaire et pratique, *réalisme*. — Dans la vie, la *régularité;* dans les habits, un moelleux un peu douillet; s'il choisit des couleurs, il les prendra *limpides* : roses et bleus tendres.

Où se trouve cet élément, en dehors de nous? qu'est-ce qui l'importe en nous? Nous le voyons dans le *froid*, dans l'*hiver*, dans le *nord*, dans la *nuit*, dans la première *enfance* et dans la dernière *vieillesse* — comme aux deux bouts de l'année; c'est cette espèce d'*hydrogénogène* qui nous fait pareils aux mornes *reptiles*.

L'Élément B, au contraire, ce serait — poétiquement, l'humide rosée des matins de printemps, telle qu'un léger vent d'ouest en couvre nos fleurs ; c'est la jeunesse, s'envolant dans l'air, pareille aux oiseaux ; ce serait, — chimiquement, comme un *azotogène*.

A cette fière courbure du nez répond un menton saillant, napoléonien, et l'œil d'aigle, plutôt presbyte. Corps musclé, poilu, aux biceps roulants comme les grands traits du visage, d'un contact solide, à peau mate dont le grain serré rappelle la pierre sculptée ou ces marbres plus blancs que polis. Front large.

Geste accentué, précis. L'écriture offre donc des *lettres courtes*, nettes, droites, bien faites, avec tous les pleins indiqués ; aux *t*, de petites barres droites. Diction parfois *un peu brève*, qui semble martelée syllabe par syllabe. Mais des respirations, des *étendues* de voix, de temps en temps, y ajoutent un je ne sais quoi de sentencieux, pontifical, de majestueux, souvent jusqu'à l'emphase.

Caractère : raisonnement, volonté, domination. Facultés : raisonnement, raison. Style : raisonnement, récit ; préférence littéraire (naturelle et primitive, bien entendu) : *épique*, le roman (surtout analyste), l'histoire à l'ancienne. Esprit : établir, conclure ; dogmatique et autoritaire, en politique. Habitudes : plus de système que de suite. Idéalisme.

Costumes : étoffes fermes, montrant les formes ; les grandes couleurs tranchées et classiques (rouges, jaunes, bleus éclatants).

Vice de raisonnement : dans des parenthèses, ouvrir des parenthèses, à l'infini, — par cela même qu'il voudrait conclure d'une manière absolue. — Maladie morale : la manie, qui consiste à déduire d'un principe, avec une logique plus ou moins exacte, mais toujours impitoyable, même devant l'absurdité des résultats. — Maladies physiques : surtout les fièvres.

.*.

L'Elément S : Corps de tons chauds, dorés, changeants ; contact chaud et solide ; largeur et saillie des pommettes. — Sens : *odorat* — Gestes : *forts.* — Ecriture : *lettres rondes*, ouvertes, légères, peu penchées, souvent peu lisibles (par rapidité). — Diction : aiguë, poussée, âpre ; ton plaintif, criard, avec des arrêts ; l'intonation de la colère. — Couleurs ou hâle. — Costumes : étoffes à reflets et combinaisons *amusantes ;* nuances vives, gaies, claires.

Maladies physiques : coups de sang, ruptures de vaisseaux (leurs suites). — Maladies morales : folies impulsives. — Vices de raisonnement : mensonge et sophisme pour les autres et pour soi.

Style : *les actions ;* tendance littéraire : théâtrale. — Esprit : affirmer d'abord ; agressif, railleur ; personnalités, force ; arguments *ad hominem.* — Facultés : vivacité, esprit, action, relation. — Opinion : démocrate. — Scepticisme.

Caractère : force, hardiesse, énergie, initiative ; « lâcheur ». — Habitudes : pratiques et s'adaptant à l'extérieur.

Analogies : Chaleur, virilité mûre, été, après-midi,

le sud.— Une sorte d'*oxygénogène* (1). Ressemblances aux quadrupèdes, etc.

***

L'Elément N : Peau transparente, au contact lisse et fin, ressemble à certains marbres très polis ou à l'ivoire ; grosseur des yeux, front haut ; largeur de l'arrière de la tête, gestes étroits et tremblants. — Graphologie : lettres étroites, hautes, minces, anguleuses, paraphes entortillés ; barres longues et minces, hésitantes. — Diction : vibrante en dessous, tremblante, un peu grave. Prononciation parfois embarrassée. Dans le fond de la voix, ces notes, un peu gutturales, du « ah! » de la *victime* dans les drames. Intonation spéciale : l'ironie. — Costumes : harmonies sombres, verts mélancoliques, bruns, noirs ; étoffes soyeuses aux aspects changeants. — Habitudes : capricieuses, c'est-à-dire suivant des évolutions compliquées d'un dessin et peu visibles au premier coup d'œil. — Cheveux longs par derrière et tombant. Sens important : l'*Ouïe*.

Maladies : frappant les sens, les nerfs ; myopie fréquente ; hallucinations, folie commune. — Vices de raisonnement : zig-zags illogiques, oubli des principales parties, désordre et recommencement perpétuel.

(1) Que le lecteur sévère nous passe ces dernières analogies, que nous ne donnons pas du tout pour de proches parentés naturelles et dont la suite se prolongerait dans les tableaux quaternaires et autres du vieil Agrippa, mais qui ne sont pas en somme plus audacieuses que celles d'un Herbert Spencer. D'ailleurs la moindre attention un peu impartiale suffira pour comprendre que leur fausseté même n'infirmerait en rien le reste de la théorie, à laquelle nous ne les rattachons qu'incidemment, — et dans le but bien innocent d'ouvrir une fenêtre sur d'autres points de vue.....

Caractère : imaginatif; intuitions; ces bizarreries
d'une suite pourtant logique, mais inconsciente, que
Gœthe attribuait à un principe qu'il appelait le *démo-
niaque*. — Opinions : aristocratiques. — Facultés :

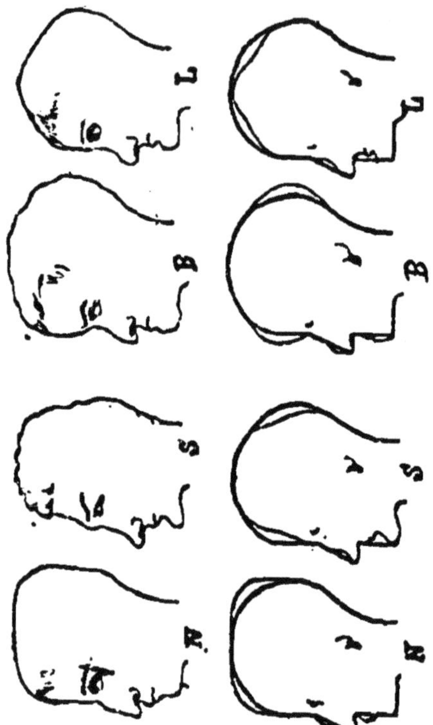

imagination, sensibilité plus nerveuse que profonde.
— Style : le *moi*, lyrisme, confidences; tendance littéraire : lyrique. — Esprit : nier d'abord, puis enthou-
siasme; mysticisme; suggestif, fait éclore.

Analogies : Le sec automne de l'année, de la vie

ou du jour ; l'Orient, le passé. — Une espèce de *car-bonogène* ; quelque chose du *poisson*.

.*.

Nous avons donc donné les signes d'après lesquels on peut reconnaître, au premier abord, dans le visage, dans le corps, à l'audition, au simple contact, par l'écriture, par le style, par les habitudes, etc., le rôle que joue dans chaque individu chacun de ces quatre éléments, espèces de corps tout à fait premiers et inséparables ; il est facile, en partant de ces données, de les développer dans les branches de l'observation humaine qu'on a le plus à sa portée ou qu'on préjuge devoir être les plus fructueuses. Il est en effet facile, d'après les analogies que nous avons indiquées, de diagnostiquer, sur un signe révélateur de l'importance d'un de ces éléme..ts, les autres signes par lesquelles elle doit se trahir fatalement.

Nous offrons à l'étude du lecteur quatre *caricatures schématiques* dont chacune porte, très exagérée, une des quatre tendances.

Qu'il se pénètre bien du caractère abstrait qu'a chacune d'elle, prise séparément, dans n'importe laquelle des manifestations que nous venons de parcourir, et il nous suivra sans peine parmi les phénomènes nouveaux qui vont surgir des combinaisons de plus en plus complètes à travers lesquelles nous nous avançons vers les formules précises, les cas séparés, les individus.

CHAPITRE III

Il y aurait, à bien compter, six étapes successives dans la route que nous suivons :

1° Donner des théories sur le sens en quelque sorte métaphysique de ces quatre éléments de forme. — Nous nous en abstenons, de même qu'on s'abstient de théories sur les atomes dans les abrégés de chimie;

2° De chaque manifestation de l'individualité, dégagés, comme nous en avons donné quelques exemples, quatre éléments primitifs correspondant à ceux qui ont été d'abord déterminés;

3° Combiner ces éléments deux à deux, et étudier les phénomènes seconds qui se présentent partout où se diagnostique l'une de ces combinaisons;

4° Indiquer par l'ordre des lettres l'ordre d'importance des quatre éléments; comparer entre elles les classes que l'on aura ainsi créées;

5° Fixer par des chiffres la *proportion* dans laquelle ces quatre éléments sont unis chez chacun;

6° Déterminer enfin la valeur *absolue* de chacun d'entre eux dans l'individu à étudier, par rapport au

2

reste des hommes, et classer ainsi cet individu à sa place exacte dans l'humanité et dans le monde.

COMBINAISONS BINAIRES. — Comme ce point de vue est presque aussi général que celui des quatre éléments, nous avons eu besoin de six autres noms.

Toute combinaison d'L et de B est *objective*; d's et d'N, *subjective*; d's et de B, *active*; d'L et d'N, *passive*; d'N et de B, *intellectuelle*; d's et d'L, *corporelle*.

Le tableau suivant fera saisir ces relations :

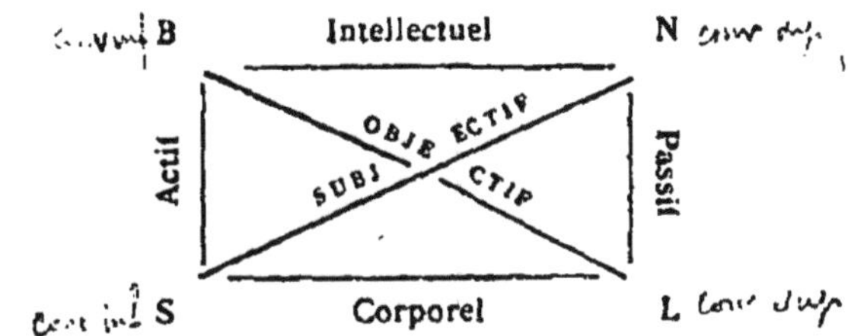

L est donc corporel, objectif et passif, ce que nous exprimerons plus brièvement avec les initiales *cop*, comme nous dirons B *aoi*, s *cas*, N *ips*.

Il faut, dans cette nouvelle façon de considérer, faire abstraction du total qu'atteignent les éléments : c'est-à-dire que tel individu à prédominance *intellec-tuelle* (NB ou BN) sera pourtant, intellectuellement, moins développé que tel autre à prédominance *cor-porelle* (SL LS), mais dont le total est tellement supé-rieur que ses éléments les plus faibles dépassent en-core les éléments les plus forts du premier.

Grâce à ces premières combinaisons, nous allons nous rendre compte d'un des mystères les plus amu-sants de la physionomie. Je veux dire des ressem-blances et analogies de toute espèce qui unissent les êtres d'aspects d'abord absolument contraires. On concevra sans peine, en effet, que la prédominance, même faible, de l'un ou de l'autre de ces deux éléments puisse changer considérablement la direction des formes, sans que leur proportion ni ses influences en soient beaucoup modifiées : L relèvera des traits que N rabaissera, mais cela n'empêche pas les prédominances LN et NL (1) d'exercer des influences très parentes sur le moral et même, pour l'œil déjà accoutumé à discerner nos éléments, sur le physique.

A se contenter de combiner les notions qu'il a sur les quatre éléments, le lecteur se rendra vite compte que les signes *passifs* sont, pour la tête, en haut et en arrière, et pour le corps en arrière; les signes actifs en bas pour le visage, et en avant pour le corps. Considérant par conséquent l'homme comme un animal quelconque qu'on a posé sur les pattes de derrière, il verra les signes *subjectifs* abaisser pour relever ensuite, les signes *objectifs* faire l'inverse, les signes *intellectuels* rendre convexe, ramener en bas et comme *fermer*, les signes *corporels* rendre concave, retrousser les chairs, *ouvrir*. S'il a l'esprit porté aux analogies, il méditera de toutes les façons qu'il lui plaira sur ces combinaisons; il pourra aussi se convaincre que notre système renferme bien toutes les formes si patiemment et sagacement énumérées par Léonard de Vinci dans son *Traité de la Peinture*; il pourra même tirer quelque profit des présentes études pour étudier *certaine ligne courbe*, sur laquelle Hogarth a

____

(1) Comme on le verra plus loin, nous nommons le premier l'élément el plus important.

écrit son *Analyse de la Beauté....* Mais ce sont là les régions réservées aux spécialités ; qu'après les avoir longtemps parcourues pour notre propre plaisir, il nous suffise ici de les signaler à d'autres ; nous leur laisserons de même retrouver, — besogne enfantine — ce qui, dans les combinaisons binaires, n'est que simple mélange. Il n'est pas non plus bien difficile de saisir les origines des propriétés nouvelles que nous allons exposer.

Objectifs. — Traits majestueux, écartés, concordants, larges et calmes ; sourcils qui retombent en dehors. Gestes larges ; démarche grave, ample, entière ; posture droite du corps, devient de bonne heure dominatrice. Écriture régulière. petite, un peu serrée. Voient de haut en bas, pensent de dehors en dedans. Esprit large, suivant une trajectoire incommensurable, sans but ni retour visibles. La *tête* prédomine sur le *cœur*, tout naturellement, dans le gouvernement des *sens*. Le corps, d'une chair blanche aux airs de pierre nouvellement sculptée, surtout dans le bas, reste froid et, même lorsque le sang est riche, manque du frisson de la vie ; les muscles parfois exagérés donnent de la lourdeur ; la taille est d'ordinaire entre celle de l'homme et celle de la femme. Défauts : lenteur d'idées, orgueil, d'où (excepté quand l'étude vient apporter sa modestie) la « pose » physique et morale, et de là l'ambition. Style oratoire, explicatif, emphatique, porté à grandir par des développements successifs ce qui était petit, surtout la mélodie des idées. La tendance naturelle de leurs opinions est conservatrice, ploutocratique, bourgeoise, hiérarchique, amie de

l'ordre, de la loi, de l'harmonie, de la respectabi-
lité, avec le bonheur considéré comme but. En philosophie, ce sont des panthéistes; en science, des physi-
ciens; en art, des sculpteurs. Ils sont du parti primi-
tif des Olympiens et des héros autoritaires; ce sont
des neptuniens, pour parler avec Gœthe, l'un d'eux;
leur influence a quelque chose de celle de l'eau. De
cette classe, la femme aimera comme un homme, souvent trop comme un homme; les enfants objectifs
préfèrent la mère. Géographiquement, au point de vue
français, ce tempérament paraîtra fréquent chez les
Normands, chez les Anglais.

Subjectifs. — Traits ramassés, minces, comme jaillis-
sants; sourcils relevés à l'orientale; corps aux chaudes
transparences des marbres les plus fins, chair rosée
par le bas; les laideurs proviendraient d'aspects vis-
queux, ou d'une coloration trop forte et de hâle; grosseur proportionnée, généralement des traces quelconques d'élégance. Geste enthousiaste, le geste révolutionnaire; posture aisément héroïque; les pas sont
assez courts, mais précipités. Écriture composée de
variations, paraphes, etc. Parole vive; style représen-
tatif; éclat des images, antithèses, esprit ou éloquence
tragique; apostrophes et prosopopées. — Le *cœur* prédomine sur la *tête* dans le gouvernement des *sens*; les
subjectifs vivent à l'état de passion, tout au moins
intérieure. C'est leur qualité, c'est la source de leurs
défauts. La vue part de bas en haut; la pensée s'élance
du dedans au dehors. Quelle que soit leur opinion
acquise, vous retrouvez en eux les fils du vieux parti
des Titans et de ces géants révolutionnaires, frères de

Prométhée ; il y a toujours au fond d'eux de l'insurgé
républicain et égalitaire, épris du droit, de l'héroïsme,
de la sincérité quand même, de la liberté, de la gran-
deur, de la cause des opprimés et des humbles. Idéa-
listes de nature, ils sont artistes, ils sont poètes. Ce
sont des vulcaniques, de la nature du feu ; en science,
ils seront plutôt chimistes. Enfants, c'est le père qu'ils
préfèrent. Plus tard, s'il y a prédominance corporelle
surtout, cela rend inquiétante leur préférence pour la
beauté virile. Ironiques ; l'ɴs est flatteur, l'sɴ compli-
menteur. — Point de vue géographique : Provence,
Italie.

Actifs. — Leurs corps de tons fermes, de chair
chaude et légèrement brunie, aux formes développées,
d'une taille plutôt virile, a pour éléments de laideur
la brutalité et les poils. Leurs gestes forts, concentrés,
puissants, leur démarche rapide et amoureuse des
courts chemins, leur posture prête à l'action, font
comprendre que pour de tels *esprits* les impulsions
intérieures, le sentiment de la vie ont plus d'importance que les *impressions*, qu'ils mentent ou exagèrent
facilement, qu'ils *jouent* la vie, qu'ils sont *essayistes*,
tâteurs du nouveau avec une hardiesse de sceptiques,
irrévérencieux du passé. L'écriture est rapide et peu
lisible. Leur style narratif et agile, clair, grandement
et nettement coloré, se crée surtout par l'usage.
Hommes de la foule, ils aiment ce qui la pousse, et
sont, de fond, césariens, point ennemis des coups
d'Etat ni des aventures, enthousiastes des armées.
Sectateurs de l'*en avant*, la lutte les séduit ; libres
comme l'*air*, ils savent se tirer un peu de tout, grâce

à quelque égoïsme. De naturalisme déiste, ils aiment les sciences naturelles. Les parfums qu'ils préfèrent sont forts, animaux, comme le musc; l'objectif aime mieux ceux qui ne sont en quelque sorte que des odeurs, comme le corylopsis, l'encens, etc.; le subjectif va aux parfums vifs et poivrés, le passif aux frais comme la violette, l'intellectuel aux enivrants comme le café, et le corporel aux joyeux comme la rose — Géographie des actifs : Gascogne, Espagne.

Passifs. — Chairs blondes, dont le défaut serait la mollesse, le manque d'attache aux os ; formes rentrées. Taille de la femme. Gestes souvent involontaires ; paroles aussi. Écriture qui garde toujours quelque chose d'enfantin où de « jeune fille ». Posture étendue ; démarche molle, balancée, avec le pied assèz d'aplomb, pourtant. Style harmonieux, périodique, orné, décrivant volontiers. Nature musicale, devient facilement religieuse. Les *impressions* dans *l'esprit* recouvrent les *impulsions* : ils s'habituent volontiers. D'où grande importance du souvenir et quelque chose de provincial ; en politique, dévouements légitimistes ; fidélités au trône et à l'autel, vieille tradition familiale, loyalisme et royalisme, culte du Roi autant et plus même que de la royauté ; la France classique, l'élégance fine, académies et faubourg Saint-Germain, le bon vieux temps, les classiques et le droit divin. — Caractère : gaieté d'enfant ; le passif voit comiquement le laid, le sale et le grossier; il rira du désir, mais en dessous, un fond d'ardeur mélancolique, d'où sérieux profond pour ses propres sentiments, qui s'expriment

en paroles mignardes. Pas de raffinements, beaucoup
d'habitude et d'hypocrisie ; finesses parfois mauvaises.
Vertus de famille. — Êtres *d'en arrière* — Analogie
dans le goût antique : la terre immuable. — Géographie des passifs : Champagne, Allemagne.

Intellectuels. — La chair, pâle, à peine un peu
rosée par places, rare, est distribuée en masses séparées;
la maigreur, fréquente, est molle chez les uns, sèche
chez les autres ; formes rabaissées ; poitrine, omo-
plates et ventre bombés ; l'expression se conserve
jusque dans les cuisses (italiennes). — Le geste est
souvent maniaque, plein de tics; la posture bizarre
et distraite semblera un mouvement suspendu ; la
démarche s'allonge, pliant les genoux, un peu forte.
L'écriture est saccadée, aiguë ou bizarre. — Style
concis, intense, axiomatique, fiévreux, souvent origi-
nal. L'esprit et les tendances se résument dans ces
deux principes indissolublement liés: fantaisie et
absolu. La parole est pleine d'expressions curieuses,
acquises et employées presque inconsciemment. Dans
ces êtres incurablement *en dedans*, les défauts seront
cachés, envieux et égoïstes. Ou bien c'est l'opinion
qui est individualiste, anarchiste, destructive, pessi-
miste ; un sentiment énergique des droits de la personnalité fait admettre par l'insensibilité de ces
stoïciens et théoriciens nés, *tout* pour arriver à un
état idéal où l'individu dépende le moins possible
de la foule. — Querelleurs et sophistes. Goût des abs-
tractions. Algébristes. Souvent négligés sur eux, ou
bien très soigneux par système et méthode. — Géographie : Paris, Tours, Toulouse.

Corporels. — Coquetterie qui frise parfois les lettres dans l'écriture, laquelle est basse et ronde, lourde (écriture militaire). — Les chairs, fournies partout, sont variées de reliefs ; la maigreur, rare, est musclée; dès la poitrine, l'expression se noie dans la chair (Flamandes) : leur laideur sera la boursoufflure. Formes relevées en l'air. Plutôt trapus. Le geste est rythmique, d'un développement aisé ; la démarche, bien que de tout le corps, en remuant les hanches, et la posture, bien que d'aplomb, ne sont pas lourdes du tout. Le défaut de l'esprit, tout examen, tout expérimental et tout restreint, est un prosaïsme dont la grossièreté passe quelquefois dans le caractère et les goûts, souvent sensuels. Adaptation, réalisation.—L'opinion s'appuie sur une *doctrine;* elle est associationiste; elle repose plus ou moins sur la solidarité; la coopération, l'effort en masse, et accorde peu à l'initiative, n'accorde rien à l'inégalité. C'est le nivellement et le cosmopolitisme du socialisme. — Formule : en dehors. — Cet esprit pratique aboutit souvent au matérialisme; sa science sera industrie, sa vie toute d'adaptation; son art essentiellement imitateur — Géographie : Belgique et Flandre, Loiret, Auvergne, Algérie.

Exemples d'objectifs : beaucoup d'antiques, les Apollons, les Junons, etc.; Alcibiade, Alexandre, César, Vinci, Newton, Gœthe, Napoléon, Balzac, Vigny, George Sand, etc.—Subjectifs : les Vénus, etc. Tibère, Caracalla, Raphaël, Mozart, Descartes, Molière, Beethoven, Schiller, Voltaire, Rousseau, Byron, Musset, Baudelaire, Flaubert, Verlaine, Mac-Mahon etc. — Actifs : les Faunes, les Mars ; Michel Ange, Henri IV, de Retz, Boileau, La Fontaine, Dumas père, Zola, etc. — Passifs : les vieilles divinités mères ; fréquents au siècle de Louis XIV ; la reine Claude, Pierre Corneille, Madame de Sévigné, Jean Racine, Renan, etc. — Intellectuels : Saturne ; l'empereur Commode, Calvin, Dante, Spinoza, Pascal, Edgard Poë, Alphonse Daudet, Charcot, Naquet, etc. — Corporels : les Silènes, les Cupidons ; le Bazarow de Tourguéneff (*Pères et Enfants*), La Pérouse, Terburg, Danton, La Harpe, l'amiral Krantz, etc.

COMBINAISONS ORDONNÉES. — A ne prendre que les quatre lettres dont l'ordre indique l'ordre d'importance des quatre éléments (le plus important vient en premier, et ainsi de suite) nous pouvons les disposer de vingt-quatre manières différentes, d'où vingt-quatre classes générales.

LNBS, la reine Claude (femme de François Iᵉʳ) ; LNSB, M. Renan ; LSNB, Terburg ; LSBN, La Pérouse ; LBSN, Balzac ; LBNS, Newton ; BLSN, Alexandre ; BLNS, César ; BNLS. Charcot ; BNSL, Calvin ; BSNL, Boileau ; BSLN, Henri IV ; SBNL, M. Zola ; SBLN, Dumas père ; SLBN, Danton ; SLNB, La Harpe ; SNLB, Voltaire ; SNBL, M. de Mac-Mahon ; NSLB, Victor Hugo ; NSBL, Baudelaire ; NESL, Edgard Poë ; NBLS, M. Alph. Daudet ; NLBS, Corneille ; NLSB, Racine.

On va voir combien il était important d'établir les combinaisons binaires, pour arriver à pénétrer dans le détail :

Analyse psychologique (ébauche d'un parallèle).

Soient devant nous deux *objectifs* : BLSN et BLNS. Le premier sera (LS) plus corporel, c'est-à-dire *en dehors*, et le deuxième plus passif (LN), c'est-à-dire *en arrière*; BLSN est en effet philosophe, libre, parfois même débraillé, tandis que BLNS est plus ambitieux, et de façon contenue, persévérante; celui-ci sera César, celui-là Alexandre (dans la fin de sa vie, surtout). — Prenez deux autres *objectifs* : LBSN et LBNS; ici l'élément corporel ou calmant (L) domine l'élément précis ou systématique (B); LBNS, plus intellectuel, c'est Newton; LBSN, plus actif, c'est Balzac. Au point de vue physique, Alexandre et Balzac sont forcément plus colorés de visage que Newton et César, car ils sont plus corporels. Nous constatons dans Alexandre, comparé à César, une tendance plus énergique de s à rejoindre B : c'est un aventureux; chez César, c'est N qui tend à rejoindre B : il n'y a plus lieu de s'étonner que César ait fait des livres de grammaire et d'astronomie. Balzac et Newton ont, au même point de vue, une tendance, chez le premier corporelle, chez le second passive, qui porta, par exemple, le premier à adapter, le second à étudier le mysticisme chrétien, pris par Balzac dans Swedenborg et saint Martin (le corporel cherche dans le restreint et le contemporain), et par Newton dans l'Apocalypse (le passif est homme de tradition). — Vous pouvez poursuivre cette étude dans les plus petits détails. Prenez après cela, les quatre subjectifs, les quatre actifs, etc., et vous ferez un peu de cette fameuse « analyse psychologique » d'une « scientifique rigueur » dont on parle beaucoup, mais qu'on pratique moins.

Qu'ici encore il nous suffise d'indiquer les excursions à faire, et qu'*il faut* faire, non seulement pour avoir des preuves en notre faveur, mais pour bien comprendre la présente *synthèse.*

..

Entrons plus avant encore dans le détail et'dans la précision. Chez ces individus d'aspect souvent disparate au premier coup d'œil, que nous avons renfermés dans une de ces 24 classes. dans quelle proportion se trouvent les 4 éléments dont l'ordre est déjà indiqué? Rien de plus facile à savoir; supposons pour tout individu un même chiffre total, — par exemple 16 (choisi comme multiple de 4), et distribuons-le entre les 4 éléments de la manière suivante :

La ligne droite, dans le profil du nez, représente l'équilibre des 4 éléments et les suppose, par conséquent, tous forts de 4. 16, qui est l'excès absolu, sera représenté pour les éléments corporels ou rentrés en deçà par une ligne partant du coin de la narine et qui suivra parallèlement la ligne d'équilibre; une ligne à égale distance, mais placée au delà de la ligne d'équilibre, représentera l'excès intellectuel, le second 16 : il ne restera plus qu'à subdiviser en 12 degrés de part et d'autre. Le maximum du premier élément est 10 et son minimum (en négligeant les calculs par fractions) 5; chiffres du second élément : 6 et 3 ; du troisième : 4 et 2 ; du dernier : 4 (cas d'égalité avec le précédent) et 1.

En prenant, au lieu de 16, des chiffres de plus en plus forts, on subdivisera de plus en plus ses observations, on entrera surtout de plus en plus facilement dans le détail. C'est un travail simple et patient où le guide est inutile.

₊

Il ne nous reste plus que le dernier point à enlever pour arriver à reconnaître quelle est la place réservée (indépendamment des questions de milieu que nous étudierons séparément) à un homme parmi les valeurs de ce monde. Avec un peu de perspicacité, le lecteur peut entrevoir, par ce qui précède, la méthode dont nous nous servirions. Mais, en vérité, nous ne croyons pas devoir la lui exposer; car, si nous sommes à peu près sûrs d'avoir marché sans erreur jusqu'ici, nous sentons trop combien grandit le danger de casser le fil qui nous a guidés... Qu'en faveur de ce que nous avons livré de notre science, le « bienveillant lecteur » nous excuse donc, maintenant, si nous nous récusons et ne voulons point l'emmener avec nous, — de même que nous avons refusé d'ouvrir quelque explication sur l'origine, la valeur physique ou métaphysique et la nature des quatre éléments exposés à ses yeux... Laissant donc dans l'ombre ce commencement et cette fin, qu'il veuille bien encore venir voir avec nous les grandes lois d'après lesquelles se meuvent ces combinaisons — et, par un dernier chapitre, aboutisse aux applications pratiques de ces théories et de ces déductions.

———

CHAPITRE IV

Les lois se réduisent à deux : loi d'évolution, loi des complémentaires.

.
. .

Loi d'évolution. — L'ordre d'évolution est L, B, S, N, L, etc.

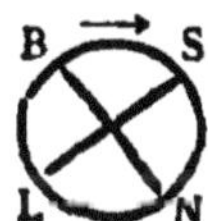

Cela revient à dire (au point de vue *action*) : calme, accroissement, maximum, décroissance, calme nouveau. (Voir au second chapitre les Analogies d'âges, de saisons et de toute sorte.) Dans les Lunaisons, l'ordre des influences correspondantes est : nouvelle lune, premier quart, etc. ; dans la journée : nuit, matin, etc.

On retrouve cette évolution dans une période de digestion : d'abord l'esprit est soumis aux sensations et au système digestif ; puis il se libère, domine à son tour, influe sur toute l'activité ; de *déductif*, comme dirait l'abbé Michon (*Système de Graphologie*), le sujet devient intuitif. D'abord passif, corporel, calme (*pco* = L), il est spiritualisé et activé (*oia* = B) ; l'activité s'est répandue dans le corps et a commencé à s'étendre au delà du domaine immédiatement soumis à la volonté (*acs* = s) ; enfin l'intuition pure surgit de cet état d'inconscience qui réagit à son tour sur le cerveau, dont c'est là la passivité spéciale (*sip* = N). Si le jeûne se prolonge, un nouvel état L se manifeste, mais plus exagéré, de même que ceux qui suivent : B sera fièvre ; s et N seront des exaltations maladives du corps et de la tête ; et quelque suprême état L amènera, au bout d'un certain nombre de tours de la roue, le suprême épuisement.

Que l'on compare, en tenant compte des modifications qui font leurs caractères particuliers, la veille, la continence au jeûne. Comme points de repère, on n'a qu'à prendre l'ennui (objectivité) du début et l'exaltation (subjectivité) de la fin : l'un mène à l'autre ; incessamment on va de l'amour de la régularité au goût du nouveau, et de la digestion, de la langueur, de la fécondité à la faim, à la passion, au désir ; du spleen à l'idéal. (Voir plus loin la *loi de variété*.) Qu'on observe le prestige identique que donnent sur autrui la résistance au sommeil, le jeûne, la chasteté, et la parenté d'influence sur le sujet entre l'insomnie, l'amour et le désespoir, ainsi qu'entre la fatigue, le rut et l'ennui. Et que l'on déduise.

Tout excitant doit être considéré comme un moyen de hâter les effets du jeûne et même de les prolonger au delà d'un repas ou plus loin encore. — Il y a des excitants tout intellectuels. — Prendre un excitant c'est sacrifier du *soi*, tout comme jeûner, c'est-à-dire sacrifier de sa réserve, de sa volonté objective, de son énergie propre (L, B et S) pour se livrer à de l'Inconscient, à l'inconnu (N), à la faim débilitante et excitante. L'égoïsme, c'est digérer; l'altruisme, jeûner.

Une pensée, une occupation, une lecture, une étude. une action quelconque, un état quelconque évoluent selon la loi générale.

Il va de soi que plus un élément est développé chez le sujet, plus les états et influences analogues acquièrent d'importance et d'étendue.

On peut subdiviser les quatre périodes de l'évolution, et se faire des espèces de calendriers, d'horloges, etc., approximatifs :

LNBS : minuit à 1 h.; première quinzaine de janvier.

LNSB : 1 h. à 2 h.; deuxième quinzaine de janvier.

LSNB : 2 h. à 3 h.; première quinzaine de février.

LSBN : 3 à 4 h.; deuxième quinzaine de février.

LBSN : 4 h. à 5 h.; première quinzaine de mars.

LBNS : 5 h. à 6 h.; deuxième quinzaine de mars.

(en reculant, si l'on veut, de quelques jours ces dates, de manière à faire coïncider la première avec le solstice d'hiver); et ainsi de suite pour toutes les analogies, dans tous les détails que nous avons donnés aux combinaisons, et en développant autant qu'on le voudra : quant à l'ordre des lettres dans la série des formules, il doit être tel *que les plus voisines formules soient les plus semblables*. Dans l'existence humaine, L régira à peu près les sept premières années et les quatorze dernières (si l'on prend le

chiffre 84 comme moyenne de la vie normale);
B s'étendra de 7 à 28, s de 28 à 49, et N de 29 à
70 ans. Les subdivisions *binaires* (1) feront des
périodes d'environ sept années. Nous n'attachons pas,
bien entendu, d'importance particulière à ce chiffre 7,
non plus qu'à ses multiples; nous ne le prenons
même pas comme consacré par l'usage, voire même
par le Code; mais simplement parce que l'observation nous a fait voir que c'est dans des périodes de
trois ans et demi qu'a lieu une *petite évolution* LBSN, qui
recommence ainsi au-dessous de la grande des subdivisions nouvelles.

On voit, en effet, reparaître à trois ans et demi de
distance des tendances semblables chez le même individu.

Sans avoir l'intention d'entrer davantage dans le
détail, indiquons encore deux lois secondaires :

1° *Loi d'écho.* — Les pensées de chaque printemps
ont un écho dans l'automne suivant et de là, trans-
formées, dans le printemps d'une seconde année ;
celles de chaque été se répercutent par un hiver dans
un deuxième été, et vice versa. Il en est de même
pour les quarts d'évolution de toute espèce, dont les
influences se répondent ainsi par pairs et par im-
pairs.

2° *Loi de variété.* — L'homme évolue sans cesse de
l'exagération de son propre tempérament à la tendance *opposée* qui le pousse à développer au contraire les éléments les plus faibles de sa formule.

____

(1) Voir au chapitre précédent.

Nous en avons déjà vu un premier exemple, qui est
en même temps une explication, à propos de la digestion. Un actif, d'après la loi de variété, se fera alter-
nativement actif et passif ; un objectif, objectif et
subjectif ; et ainsi pour tous.

En histoire cette loi est de la plus haute importance ; l'histoire s'appuie sur le temps imposé aux
efforts par masses et sur l'hérédité. Chaque génération (de trente-trois ans à peu près) évolue, pendant
chacune de ses subdivisions de seize années, huit ou
neuf ans dans un sens, huit ou neuf ans dans l'autre,
— aspirant et respirant, digérant et jeûnant. Son
repos c'est, en quelque sorte, tout ce qui fait rénova-
tion, révolutionnaire ou romantique ; quant au
repos, on peut le trouver dans le long intervalle du
moyen âge... Mais ceci n'est que théorie. En tout cas,
en nous appuyant sur ce que trois générations forment
ment un siècle et, d'après nous, quatre siècles une
ère, n'est-il pas instructif de comparer le xix*, le xv*,
le xi* et le vii*, si troublés et inventeurs ; le xviii*, le
xiv*, le x* et le vi* qui détruisirent et rénovèrent ; le
xvii*, terminé avec Louis XIV, le xiii* sous saint
Louis, le ix* finissant avec Charlemagne et le v* avec
Clovis, dans leurs brillantes synthèses ; le xvi*, le xii*,
le viii*, le vi*, autant de naissances à des sociétés, des
arts et des pensers nouveaux ?

Eh bien, ce qu'est en général l'Ere de quatre siècles, l'homme l'est en particulier. Il éprouve aussi
vivement que chaque génération ce va-et-vient de
l'excès de la personnalité à l'excès du désir de la compléter. Ce dernier excès peut occasionner un *grand*

danger psychologique, celui de se renier soi-même dans l'admiration de son contraire (telle que l'explique plus bas le complémentarisme), et c'est l'origine de la plupart des conversions. C'est qu'en effet, dans ce tangage qui se joint au roulis perpétuel de l'Evolution en marche, il est difficile de conserver toujours son équilibre.

Evolution individuelle. — Elle suit les lois générales ; mais le caractère de persistance des éléments qui forment la personnalité veut que cette évolution soit toute de surface. Pour en donner l'idée, nous distinguerons le *tempérament essentiel*, immuable, que nous écrirons en majuscules, des *tempéraments d'aspects* qui ne sont que les apparences successives, que les modifications d'ordre invariable que le tempérament essentiel présente successivement aux divers âges : les formules de ces tempéraments d'aspects seront en italiques.

A l'exception toutefois de la première lettre qui restera une majuscule, parce que l'élément le plus important reste *absolument immuable* dans l'évolution. C'est ainsi que le centre d'une roue qui tourne demeure immobile.

L'observation nous permet d'établir que la formule qui donne le tempérament essentiel est identique à celle que présente le tempérament d'aspect chez le sujet une fois sa puberté bien établie, c'est-à-dire entre un peu plus de dix-sept ans et vingt et un ans chez l'homme, entre quatorze ans et un peu moins de dix-huit ans chez la femme.

Avant cet âge et après cet âge, autour du tempérament réel ou essentiel, graviteront ses aspects mais de façon à présenter, à l'époque que nous venons d'indiquer, une identité parfaite entre la formule essentielle et la formule d'aspect. Quant à l'ordre dans lequel se succèderont les trois éléments mobiles, c'est l'ordre de la loi d'évolution.

Prenons un exemple : soit un NBLS mâle ; il doit présenter la formule d'aspect N*bls* entre dix-sept ans et demi et vingt et un ans. Il était donc auparavant pendant sept ans N*l* (d'abord N*lsb*, puis N*lbs*, pour suivre l'ordre de croissance et de décroissance des éléments) et, de trois ans et demi à dix et demi, N*s* (N*slb*, bien entendu) ; de la naissance à trois ans et demi, N*bsl*. Après la majorité, il sera N*bsl*, puis l'évolution continuera sa roue. Cependant, ce sera dans un plan supérieur ; il faut aussi tenir compte des influences générales des âges.

Ces formules *d'aspects* (qu'on peut appliquer à l'évolution historique et à toute évolution d'une individualité même collective), ces formules servent à comprendre les modifications qui invariablement se produisent dans un tempérament donné. Mais il restera toujours cette différence radicale entre, par exemple, un SN à l'état S*l* et un SL à l'état S*n*, que l'influence S*l* sera plus une surprise et une superfétation chez le premier que chez le second, et y sera moins *naturelle* dans tous les sens du mot. Cependant, pour comprendre un individu à un âge donné, il n'en est pas moins indispensable de le rapprocher d'individus dont le tempérament essentiel reproduise l'aspect du sien et à l'âge où leur tempérament d'aspect reproduise son tempérament essentiel.

Il ne faut pas oublier d'y ajouter l'observation des deux lois secondaires d'écho et de variété.

On reconnaîtra généralement les influences momentanées par les caractères suivants, qui apparaissent d'abord : *In*, rêverie secrète et tendance domestique ; *nl*, goût de l'étude et de l'instruction ; *ns* inflammabilité des sentiments, et disposition à la phtisie et aux névroses ; *sn*, désir un peu égaré et violent; *lb*, organisation et quelque chose de maternel plus encore que de paternel ; *bl*, esprit de domination et de direction ; *sl*, habitude active et pratique de la vie ; *ls*, jouissance calme et positive de l'être ; *sb*, esprit d'intrigue et d'habileté ; *bs*, active invention et originalité ; *bn* goût de comédie et de persuasion ; *nb*, celui des spéculations abstraites et de l'indépendance. L'actif, le passif et l'objectif donnent à cette vie bien plus de valeur que ne lui en donnent l'intellectuel, le corporel et le subjectif, etc.

De quatorze à vingt et un ans, de trente-cinq à quarante-deux, de cinquante-six à soixante-trois, de soixante-dix-sept à quatre-vingt-quatre (toujours en supposant de quatre-vingt-quatre ans la moyenne de la vie normale), l'homme retrouve chaque fois son individualité spéciale avec son tempérament ; de sept à quatorze, de vingt-huit à trente-cinq, de quarante-neuf à cinquante-six, de soixante-dix à soixante-dix-sept, le rôle que la raison (mais elle seule) lui indique; de la naissance à sept ans, de vingt et un à vingt-huit, de quarante-deux à quarante-neuf, de soixante-trois à soixante-dix, les impulsions premières de la nature.

Si vous faites l'expérience de lui révéler le premier de ces côtés, vous ferez à coup sûr trébucher sur ses lèvres un rire de satisfaction ; son cœur ne se gonflera pas de fierté, mais il est chatouillé par un plaisir qui monte et qui descend ; dans sa surprise et son ravissement, il livrera bien des choses. — Si vous lui dites le second, vous lui dites ce *qu'il a fait*, son grand effort, ce qu'il a pris sur lui d'accomplir, son obéissant courage devant le devoir fatal ; alors c'est son orgueil qui le fait se révéler. — Quand vous lui aurez esquissé le dernier, vous aurez éclairé à ses yeux la vieille question, toujours discutée, toujours singulière, que soulève son cœur, son impulsion, devant son esprit toujours irrésolu, et le consultant soupire avec mélancolie... comme un ballon gonflé que l'on perce et que l'on presse ; c'est par sympathie qu'il s'épanchera en confidences.

⁂

LOI DES COMPLÉMENTAIRES. — Tout amour résulte d'un complémentarisme.

Amour est pris ici dans son sens le plus large. Le complémentarisme est en quelque sorte *la raison de toute attraction*.

Dans une équation du premier degré, un rapport existe entre les deux termes d'un premier membre ; l'*idéal*, le but à atteindre, c'est d'établir un rapport *égal* entre le terme exprimé du second membre et le terme inconnu, terme à trouver, terme complémentaire. Dans les couleurs, l'unique couleur blanche est d'un côté ; de l'autre, se trouve un excès de deux des trois couleurs fondamentales : rouge, jaune, bleu ; l'*idéal*, ce dont l'œil a besoin pour l'*équilibre* de ses sensations, c'est un excès tel de la couleur absente qu'on retrouve dans l'ensemble une impression analogue à celle de l'unité blanche.

Dans nos tempéraments, il n'y a qu'un membre à l'équation ; l'*idéal*, le but et le besoin d'*égalité* et d'*équilibre* sont intérieurs à la formule qui essaie en quelque sorte de s'ouvrir aux influences complémentaires, c'est-à-dire capables de la compléter et de faire cesser pour elle son perpétuel trébuchement.

Ici, c'est l'individu qui cherche à se compléter, et pour cela s'adresse à toute la nature et se sert de toutes ses facultés.

Mais nous avons vu dans une des lois secondaires qui dépendent de l'Evolution *(loi de variété)* que l'individu alterne sans cesse entre la nourriture et l'étayement de soi-même, d'une part, et la projection exagérée de ce qu'il a de plus saillant, d'une autre part.

Ici, c'est la race qui cherche à se compléter, en exagérant les tendances des êtres et en les poussant, par là, à l'activité, à l'union, à la production. Ce n'est plus l'équilibre de l'homme qui se tient debout, c'est l'équilibre de l'homme qui s'est laissé tomber. Alors surgit la grande tendance de *deux* êtres à devenir *un* — l'un par l'autre, et non plus individuellement — ce qui n'amène qu'un *troisième* être, l'Enfant.

Ce complémentarisme *pour l'espèce* a diverses formes.

I. La plus simple est celle du complémentarisme absolu, fermé, de deux individus de même race et de sexes opposés, d'âges rapprochés et de familles éloignées. Ex. : LI2 NIO B7 S4 et sa réciproque S I2 B IO N 7 L 4.

A cette idendité des chiffres est dû l'*air de vague ressemblance* qui unit deux formules absolument inverses où les traits comparés n'offrent pourtant *aucune similitude*, comme, par exemple, chez un corporel et une intellectuelle complémentaires.

Amitié de Gœthe et de Schiller, de Racine et de Boileau; amours de Gœthe et de Bettina, de Rousseau et de Mme de Warens, de Racine et de la Du Parc (BSLN) etc., etc.

II. Complémentarisme, fermé aussi, des formules de périodes. Ex.: L *12 n 10 b 7 s 4* et s *12 b 10 n 7 l 4.*

Cas secondaires résultant des deux précédents : 1º complémentarisme d'un tempérament d'aspect pour un tempérament essentiel : Ex.: L*nbs* pour SBNL. 2º la réciproque.

III. Complémentarisme ouvert et produit par l'adjonction du milieu, d'où le résultat.

Etant donnés un *sujet* à excès B, un *objet* à excès N, un *milieu* à excès L, le *résultat* NÉCESSITÉ sera S.

Le milieu est un total de formules, comme souvent le sujet, par exemple en histoire. Sujet, objet, milieu et résultat ne sont-ils pas les *fils* par lesquels M. Zola dit tenir ses personnages ?

La connaissance de trois quelconques d'entre eux entraîne celle du quatrième, *par complémentarisme.*

En amour, l'*objet* est humain.

Plus il y a, comme dans les cas qui dépendent de cette troisième forme, de membres au complémentarisme, moins il est constant, moins il a de chances pour être réciproque. Mais, moins il possède de membres, plus il est rare et difficile ; car il exige un complémentarisme concomitant des conditions extérieures, moins une lacune telle qu'elle amène des résultats *heureux*. D'où l'importance des petits détails en amour.

Et ailleurs.

Les passions sont toutes des modifications de l'amour, d'autres l'ont assez dit. On pourrait ajouter que les pensées sont à leur tour des modifications des passions. Parmi les passions, il en est de forme haineuse ; elles sont une combinaison de celles qui viennent directement de l'amour et des pensées qui aperçoivent des obstacles au complémentarisme désiré, nécessaire, et les jugent mauvais.

Le complémentarisme à l'intérieur ou à l'extérieur, est pour l'être l'état idéal, le seul but et la seule cause de tous ses efforts, de celui de vivre. Le complémentarisme à l'intérieur, c'est l'absorption des éléments qui manquent, afin de se compléter. Si le complémentarisme à l'extérieur garde quelque chose du précédent, il prend la forme de l'amitié ; s'il est tout à l'extérieur, instantané et *à fond*, c'est la passion ; traversé de lacunes, il donne les amours troublés, etc. Le mélange de l'amitié et de la passion a plus d'une fois produit ces derniers : cas de Musset et George Sand.

Un individu, à la fois très complet de nature et

d'aspect très équilibré, en attire un grand nombre d'autres ; c'est le cas de Gœthe avec tant de femmes et de disciples ; c'est le cas de Napoléon et d'une génération toute subjective et en état de subjectivité. (Voir plus haut l'étude sur la faim etc.)

De ce qui précède, résultent plusieurs enseignements : exagérer sa personnalité au dehors, c'est en réalité aboutir à se sacrifier à l'espèce sans le vouloir.— Toute influence analogue à nous-même nous jette au déséquilibre. — L'action, et tout ce qui active, tout excitant produisent des effets pareils. — Enfin le déséquilibre nous donne à choisir entre l'absorption des éléments qui nous manquent et l'abandon pour l'espèce de tout ce qui est saillant en nous. Le bien pour l'individu, c'est de s'équilibrer. Mais la loi de variété gêne cette tendance d'une part. Et d'autre part toute action, toute réalisation finale exigent le sacrifice de tout l'équilibre acquis.

Avec ces règles et les lois qui précèdent, il est intéressant de suivre les histoires de passions, depuis les malaises obscurs du prologue, les attentes de l'imprévu, le fameux « vague à l'âme » de 1830, depuis l'immense désespoir qui surgit au bout du premier pas dans la voie amoureuse, jusqu'à l'état de ruine lamentable où se trouve, tout fini. celui qui aima le plus longtemps et qui, seul, reste appuyé... au vide.

Il est encore plus intéressant d'étudier, en partant du même point de vue, la formation d'une individualité, d'un idéal, d'une œuvre.

De la loi d'évolution et de la loi des complémentaires dérive la Pratique des tempéraments.

Les applications sont sans nombre.

C'est de l'évolution surtout qu'il faut s'occuper
pour le travail ; pourtant il y a à tenir compte du
complémentarisme à ses trois degrés : au dernier et
plus simple, en faisant s'équilibrer sa nature, son but,
les circonstances et les moyens ; au second (lorsqu'on
s'est déjà attaché d'une manière intime à son œuvre),
en la réglant d'après son évolution ; au premier et
plus haut enfin, lorsqu'on ne fait presque plus qu'un
avec elle et qu'on l'a épousée, comme, dit-on, Jésus
épouse son Église. Il est curieux de voir ainsi tel
homme, studieux, dans une période *nl*, devenir systématique en *nb*, puis virtuose en *nf*.

C'est le complémentarisme surtout qui sert
dans la vie sociale. Avec un objectif, soyez subjectif
dans des proportions égales en veillant bien aux conditions dans lesquelles vous lui apparaissez, et en
disposant le tout en vue du résultat. Avec un intellectuel, soyez corporel, etc. Cet art est merveilleuse-
ment possédé d'intuition par les intrigants, les
hommes à bonnes fortunes et les coquettes. Servez-
vous des mêmes règles pour vous défendre ou vous
garder. Servez-vous-en pour savoir trouver les autres
dans les états où il vous les faut (température, heure,
circonstances, etc. analogues à leurs formules, plus ou
moins), pour connaître leurs goûts (les goûts sont les
résultats de besoins, lesquels ne sont que des complé-
mentarismes partiels), pour prévoir leurs changements, pour prévoir les vôtres.

N'oubliez ni pour eux ni pour vous la *loi de variété;* un effort dans un sens prédit la réaction dans l'autre, d'après des lois que vous possédez maintenant ; ne posez pas par conséquent en but tout l'idéal d'abord, si vous ne voulez pas toute la chute bientôt ; mais appropriez les élans de votre balancier à la formule du sujet et à celle de l'objet, comme aussi à celle du milieu.

Sachez vous servir de la *loi d'écho,* prenez garde au retour rythmique du mal un moment repoussé ; utilisez ces répercussions pour la multiplication des bonnes pensées et des efforts. La loi d'écho contient *l'art de l'habitude.*

Sachez obvier aux mauvais effets d'une évolution *précipitée, retardée* ou *inégalement accomplie.* Ceci est la *médecine de l'âme.*

Craignez les suites d'un complémentarisme perverti : Si vous voulez, systématiquement, n'assimiler qu'une partie de ce que vous absorbez par la tête ou par le corps, si vous *volez la nature,* gare au déséquilibre ; gare, surtout si vous persistez, aux suites de cet *égoïsme* : l'espèce, la nature sont là pour profiter à vos dépens...

En combinant tout cela, voyez quels diagnostics complets vous pouvez tirer du moindre coin de l'individualité. Une écriture qui vous tombe entre les mains, une phrase entendue vous font trouver la formule : Vous réunissez en proportions égales les caractères attribués aux éléments primitifs ; vous combinez selon les moyens indiqués et complétez ainsi les renseignements. Ayez encore l'âge et le sexe du sujet : vous n'avez plus qu'à tracer son évolution et chercher ses complémentaires pour dire les grandes lignes de son existence. Il vous sera facile de mesurer pour Eux les doses qui entreront dans leurs « idéals » successifs en amour, rien qu'en prenant à ces douze portraits féminins :

BL déité, LB sphynge, BS sombre et Espagnole, SB narquoise et Parisienne, BN supérieure et lumineuse, NB délicate et inconnue, NS névrosée, SN ardente de vie, LS confortable et SL superbe ; et pour Elles, en vous faisant une liste analogue de types virils.

Il est donc possible de faire des « horoscopes » jusqu'à un certain point. Ce point est à peu près *au tiers* de la vérité complète. On peut compter un autre tiers pour les changements qu'apporteront les événements et la météorologie. Enfin un dernier tiers (en moyenne, également) peut être réservé aux modifications que sont capables d'accomplir la volonté et l'application d'influences déterminantes (1).

Ces influences sont partout : dans l'alimentation ; dans l'exercice (L promenade à plat, B montée, S marches difficiles, N descente) ; dans les attitudes du corps

----

(1) Cette fraction $\frac{6}{8}$ est singulièrement voisine de la fraction $\frac{1}{\pi}$ qu'on trouve dans maintes questions du calcul des probabilités, π étant le rapport 3,1416 de la circonférence au diamètre.

Le problème, dit de l'*Aiguille*, la théorie de Laplace sur la probabilité des erreurs dans des observations quelconques (célèbre application aux observations de Bradley) ; la théorie générale de la probabilité des causes, permettent de calculer le nombre π avec une approximation d'autant plus grande que le nombre des épreuves est plus considérable. La présence de π dans tous ces problèmes est l'indice d'une loi générale sur le rapport de l'incertitude à la certitude, de la prévision à la réalité. Or, π est à peu de chose près 3, le rapprochement qu'il soit voulu ou non mérite d'être signalé.

(23 décembre 1888. — *Note de IV****).

(L couché et étendu ; B debout et marchant ; s courant ou se hâtant ; N à genoux et assis). Le corps cambré est objectif ; tendu, subjectif ; voûté , intellectuel ; remuant en entier, corporel ; un peu raide et gêné, passif ; poussant de la poitrine, actif) ; dans les attitudes prises au lit (L sur le dos, B sur la gauche, s sur le ventre, N sur la droite) ; dans celles de la tête (L retirée, B penchée en avant, s tendue en avant ou de côté, N renversée en arrière) ; dans toutes les attitudes (étudier les rites chrétiens et autres) ; dans la direction des gestes ; dans les divers travaux physiques et intellectuels ; dans les plaisirs, etc., etc.

... Mais nous voici encore, et définitivement, dans une de ces régions où les préceptes font place à de simples développements. Ceux-ci n'ont que faire dans ce court résumé.

Qu'on nous pardonne de n'avoir pu exposer ces préceptes et ces lois avec plus de clarté. C'est un peu l'algèbre de l'homme que nous donnons ici : une algèbre ne se lit pas couramment. D'ailleurs nous ne saurions regretter d'avoir rebuté les esprits paresseux. Aux autres, il n'est pas besoin d'apprendre qu'un livre se relit, quand il a quelque valeur.

Amis, brisez l'écorce : elle n'est pas vide...

TOURS. — IMPRIMERIE E. ARRAULT ET CIE